Aufschlagwerk für Hypochonder
Die Macht des Zufalls

Herold zu Moschdehner

Aufschlagwerk für Hypochonder
Die Macht des Zufalls

Bibliografische Information durch
Die Deutsche Bibliothek:
Die Deutsche Bibliothek verzeichnet diese Publikation in der Deutschen Nationalbibliografie; detaillierte bibliografische Daten sind im Internet über http://dnb.ddb.de abrufbar.

ISBN   9783735725622

Copyright (2014)

Herstellung und Verlag: Books on Demand GmbH, Norderstedt

Alle Rechte beim Autor.

22,90 Euro

Herold zu Moschdehner ist ein anerkannter Hobbyarzt und berät seine Landfrauen und viele Paketboten. Er lernte in Tibet von Mönchen und in der Antarktis von der Natur. Er ist ein ausgeschriebener Lexikonmensch und kann auf Anhieb 8000 Krankheiten für ein Symptom benennen. Dieses Buch ist einer seiner ZufallsBücher. Er gibt dem Schicksal und dem Zufall eine ganz besondere Kraft. So sollte man beim Blättern, achtsam auf sein Bauchgefühl hören, stoppen und schauen wo man angehalten ist.

Die dort stehende Krankheit kann den Tod bringen oder einen gar nicht selbst betreffen und einen nur dafür sensibel machen.

Vielleicht geht man dann achtsamer mit sich um oder kann die Krankheit noch beseitigen.

Dieses Buch ist ein esoterisches Werkzeug um seinen Körper zu durchleuchten.

„Der Zufall trifft weit weniger ins Schwarze als der Zerfall, aber der Zufall bringt einen hin"
      Herold zu Moschdehner in Zagreb 1988

Hühnerauge

NasenscheidewandDurchbruch

Sodbrennen

Husarenschmatze

Knieknorpelverschleiß

Verrenkung

Aids

Lungenkrebs

Raucherbein

Jodmangel

Syphilis

Akne

Warzen

Flöhe

Läuse

Lebra

Gicht

Säuferleber

Insektenstich

Elektroschock

Koma

Asthma

Arthrose

Schlaganfall

Herzinfarkt

Hirnblutung

Maikäferplage

Wundbrand

Blutvergiftung

Bandwurm

Spulwurm

Diabetis

Tuberkulose

Entzündete Eckzähne

Ekzeme

Tollwut

Fremdenhass

Impotenz

Penisbruch

Verdursten

Multiple Sklerose

Darmkrebs

Leukämie

Herpes

Warzen

Sackratten

Peniskrebse

Offener Bruch

Zunge verschlucken

Fistel

Zyste

Haarausfall

Brustkrebs

Hautkrebs

Meningitis

HandfussfotzeKrankheit

Das dryserische Pfeiffenfieber

Amnesie

Mundfäule

Scharlach

Lungenembolie

Skorbut

Grauen Star

Taubstaum

Depression

Manisch-Depressiv

Kleinen Zeh angeknackst

Allergie

Reisekrankheit

Leistenbruch

Malaria

Schwitzen

Transssexualität

Gelbsucht

Bindehautentzündung

Resistente Keime

Lebensmittelvergiftung

Fieber

Senfgas

Lichtkrankheit

Demenz

Ast fällt vom Baum auf Kopf

Autounfall

Hundebiss

Hexenschuss

Milzriss

Gastritis

Splitter im Finger

Schnitt im Fleisch

Verbrennung

Arbeitsunfall

Usambakische Flarka

Gehirnzellenwaldsterben

Taubstumm

Borderline

Herzkammerflimmern

Zeckenbiss

Durchfall

Fehlgeburt

Paradentose

Karies

Muskelschwund

Farbblindheit

Dreckige Fingernägel

Malaria

Verschluckte Murmel

Drogensucht

Alkoholvergiftung

Blinddarm

Darmverdrehung

Hämorrhoiden

Spreizfüsse

Belegte Zunge

Mandelentzündung

Fettleibigkeit

Teufelsspucke

Gnubbel am Ohr

Bandscheiben

Ausfluss

Pilzbefall

Magen-Darm

Grippe

Schnupfen

Halsentzündung

Meningitis

Erschossen

Flugangst

Sehnenriss

ADHS

Asperger-Syndrom

Amöbenruhr

Migräne

Morbus Scheuermann

Morbus Crohn

Nagelpilz

Nahrungsmittelallergie

Ischiasnervenreizung

Hepatitis E

KojotenKajaule

FlutschfingerVereisung

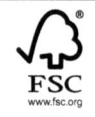